TRAVAIL DE LA CLINIQUE DES MALADIES DES VOIES URINAIRES
A L'HOPITAL NECKER

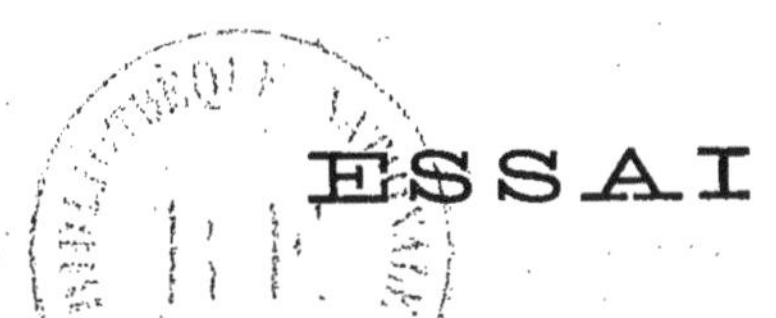

ESSAI

SUR LE TRAITEMENT DES CYSTITES

PAR

L'ENFUMAGE IODÉ

PAR

Le docteur Gaston FARNARIER

DE LA FACULTÉ DE MÉDECINE DE PARIS
ANCIEN EXTERNE DES HÔPITAUX DE MARSEILLE ET DE LA CLINIQUE DES MALADIES DES VOIES URINAIRES
MONITEUR A LA CLINIQUE DES MALADIES DES VOIES URINAIRES
DE LA FACULTÉ DE MÉDECINE DE PARIS

PARIS
IMPRIMERIE DE LA *SEMAINE MÉDICALE*
31, rue Croix-des-Petits-Champs, 31

1912

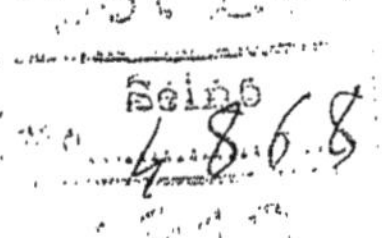

TRAVAIL DE LA CLINIQUE DES MALADIES DES VOIES URINAIRES
A L'HOPITAL NECKER

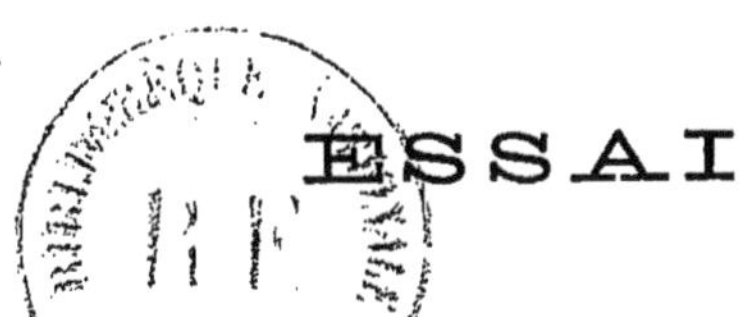

ESSAI SUR LE TRAITEMENT DES CYSTITES PAR L'ENFUMAGE IODÉ

PAR

Le docteur Gaston FARNARIER

DE LA FACULTÉ DE MÉDECINE DE PARIS
ANCIEN EXTERNE DES HÔPITAUX DE MARSEILLE ET DE LA CLINIQUE DES MALADIES DES VOIES URINAIRES
MONITEUR A LA CLINIQUE DES MALADIES DES VOIES URINAIRES
DE LA FACULTÉ DE MÉDECINE DE PARIS

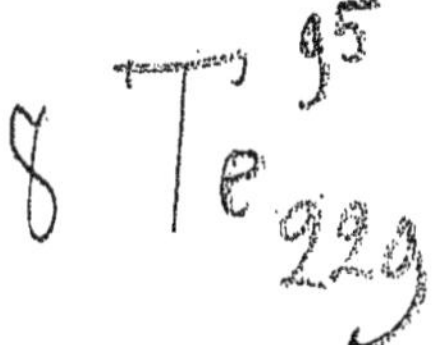

PARIS
IMPRIMERIE DE LA *SEMAINE MÉDICALE*
31, rue Croix-des-Petits-Champs, 31

1912

A LA MÉMOIRE DE MON PÈRE

A CELLE A QUI JE DOIS TOUT

A MA MÈRE

A MON FRÈRE

LE DOCTEUR FERNAND FARNARIER

MEIS ET AMICIS

A MON PREMIER MAITRE EN UROLOGIE

M. LE DOCTEUR J. ESCAT

Chargé du cours de clinique des maladies des voies urinaires
à l'Ecole de médecine de Marseille.

A MES MAITRES

DES HÔPITAUX ET DE L'ÉCOLE DE MÉDECINE DE MARSEILLE

A MES MAITRES DES HOPITAUX DE PARIS

Qu'il nous soit permis d'exprimer ici notre bien vive reconnaissance à nos maîtres : Monsieur le docteur Maurice Chevassu, agrégé, chef de service à la clinique des maladies des voies urinaires de la Faculté de Paris et à Monsieur le docteur F. Marsan, chef de clinique, chargé du service de la consultation externe, pour la bienveillance avec laquelle ils ont autorisé et facilité l'expérimentation de notre méthode dans le service et pour l'intérêt qu'ils nous ont témoigné durant notre première année de stage à l'hôpital Necker.

A MON MAITRE

A MON PRÉSIDENT DE THÈSE

M. le Professeur F. LEGUEU

Chevalier de la Légion d'honneur,
Professeur à la Clinique des maladies des voies urinaires
de la Faculté de médecine de Paris,
Chirurgien de l'hôpital Necker.

Qui a bien voulu me faire le très grand honneur d'accepter, pour la première fois, la présidence de thèse, pour ce travail fait à la Clinique de l'Hôpital Necker et qui sera poursuivi sous sa haute autorité.

INTRODUCTION

Avant d'aborder l'étude de ce travail, nous croyons devoir indiquer les raisons pour lesquelles nous avons conservé à la plupart de nos observations l'allure de « Notes » prises régulièrement au jour le jour, au chevet du malade et cela au détriment de la forme.

Nous avons pensé qu'en présentant ces observations sous un aspect pour ainsi dire mathématique, et qui peut se justifier par l'abondance des chiffres, l'action thérapeutique de la méthode d'une part, l'évolution des symptômes de l'affection, de l'autre, seraient mieux placés en évidence et par suite plus facilement et plus rapidement appréciés.

Il nous a paru également que l'étude des résultats obtenus par l'essai d'une thérapeutique nouvelle devait présenter, elle aussi, ce même caractère nettement méthodique ; c'est pourquoi, après quelques données historiques sur les vapeurs d'iode, nous avons divisé ce travail en quatre chapitres bien distincts :

CHAPITRE Ier : PARTIE CHIMIQUE.
— II : PARTIE TECHNIQUE.
— III : OBSERVATIONS.
— IV : ÉTUDE DE LA VALEUR THÉRAPEUTIQUE DE LA MÉTHODE.

HISTORIQUE

L'emploi des vapeurs d'iode en thérapeutique n'est pas nouveau. Une quinzaine d'années après la découverte de ce métalloïde, dont le centenaire tombe précisément en 1912, Berton préconisait l'inspiration des vapeurs iodées dans le traitement de la tuberculose pulmonaire, mais Baudelocque ayant essayé ce moyen sans succès à l'hôpital des Enfants-Malades, la méthode perdit aussitôt tout crédit en France. Un peu plus tard la question fut reprise par Piorry et par un de ses élèves, Chartroule, qui faisait inspirer les vapeurs d'iode soit sous forme de cigarettes (à rapprocher des cigares iodés connus en Allemagne sous le nom de cigares d'Eckert), soit à l'aide d'un appareil. En 1853, Danger présentait à l'Académie des sciences de Paris un appareil spécial permettant au malade d'inspirer de l'air pur, sec et chaud et saturé d'iode à l'état de vapeurs. Certains médecins se contentaient de laisser de l'iode dans une soucoupe, placée près du lit du malade de manière à l'entourer d'une atmosphère iodée.

L'emploi des vapeurs d'iode devient plus précis en 1888, en même temps que la technique de leur préparation se perfectionne. M. Delie (d'Ypres) préconise l'insufflation de vapeurs d'iode, obtenues par la décomposition de l'iodoforme sous l'influence de la chaleur, dans le traitement des otites chroniques (*Semaine Médicale*, 1888, p. 365) et M. P. Hamonic (de Paris) réussit à tarir des gonorrhées rebelles à tout traitement par l'insufflation, dans le canal uréthral, de vapeurs iodées qu'il obtient en chauffant des paillettes d'iode métalloïdique (*Journal de méd. de Paris*, 8 juillet 1888).

L'année suivante, M. Lœwenberg, au cinquième Congrès international d'otologie et de laryngologie, recommande à son tour l'insufflation des vapeurs iodées et d'air dans le traitement de la sclérose auriculaire (*Semaine Médicale*, 1889, p. 362). Dix ans plus tard, en 1899, M. F. Topai, chirurgien des hôpitaux de Rome, obtient d'excellents résultats dans le traitement des tuberculoses locales (abcès froids, fistules, adénites, ostéopériostites) par l'emploi des vapeurs d'iode à l'état naissant que donne le mélange, au sein des tissus malades, de l'eau oxygénée et d'une solution à 2 % d'iodure de potassium (*Semaine Médicale*, 1899, p. 176).

Plus récemment, M. Icard (de Marseille) a employé une ingénieuse méthode pour obtenir l'iode naissant, quoique partant du même principe : la décomposition d'un iodure alcalin par l'eau oxygénée. M. Icard fait absorber tous les jours au patient une certaine quantité d'iodure de potassium, cet iodure va s'éliminer par les diverses muqueuses de l'organisme, il suffit alors de faire agir, au point voulu, de l'eau oxygénée pour obtenir au sein même du tissu pathologique un dégagement d'iode à l'état naissant.

Enfin, dans ces dernières années, M. Jungengel, chirurgien de l'hôpital de Bamberg, et M. Louge, chirurgien des hôpitaux de Marseille, reprirent à leur tour ces expériences et, en même temps qu'ils précisaient la technique de production des vapeurs d'iode, ils en montraient l'infinie variété d'applications : c'est ainsi que successivement MM. I. Kœnig, Laurens, Raillard l'utilisaient en oto-rhino-laryngologie, MM. Reynès, Daniel et Buges en gynécologie, M. Moiroud en vénérologie.

C'est en raison des succès que nous avons vu obtenir dans les affections les plus diverses par plusieurs de nos maîtres des hôpitaux de Marseille et particulièrement par M. Louge, au moyen de « l'enfumage iodé », que nous avons à notre tour tenté d'employer contre les cystites le même mode de traitement.

CHAPITRE PREMIER

IODE-IODOFORME

Quelques données chimiques.

Les halogènes : fluor, chlore, brome et iode, possèdent des propriétés très voisines entre elles au point de vue chimique. Tous les quatre donnent des hydracides avec l'hydrogène et des sels avec les métaux.

Les dérivés trihalogénés du méthane sont :

Le fluoroforme CHF^3, le chloroforme $CHCl^3$, le bromoforme $CHBr^3$ et l'*iodoforme* CHI^3; tous les quatre ont des actions physiologiques et thérapeutiques.

A l'état métalloïdique, le chlore, le brome et l'iode présentent aussi de grandes ressemblances d'effets physiologiques. Leur action locale sur les tissus est la même, celle du chlore toutefois étant la plus énergique, celle de l'iode la plus faible. (Remarquons que les dérivés alcalins agissent en ordre inverse, les iodures étant les plus actifs.)

L'iode et le brome se trouvent dans l'eau de mer et dans celle de nombreuses sources salines à l'état de sels halogénés coexistant presque toujours avec le chlore et qu'il est difficile d'isoler absolument.

L'iode, qui seul nous intéresse ici, se présente en gros cristaux rhomboïdaux, gris noirâtre, à éclat métallique, ses vapeurs sont violettes; il est très peu soluble dans l'eau (1 partie d'iode dans 6,000 d'eau), mais il est soluble dans l'alcool, l'éther, les solutions d'iodures alcalins, la glycérine, les corps gras, etc.

Il a été surtout employé, en clinique humaine et vétérinaire, soit à l'état de teinture d'iode, soit à l'état de solution dans un iodure (Lugol = 1 partie d'iode, 2 parties d'iodure de potassium et 30 parties d'eau).

L'emploi de l'iode en *vapeurs* a également reçu de nombreuses applications.

Pour notre part, nous nous sommes tout naturellement servi d'une petite ampoule de verre dans laquelle nous décomposions par la chaleur une petite quantité d'iodoforme, selon la méthode de M. Louge, et telle que nous l'avions vu appliquer en otologie par notre ami M. Raillard.

Et c'est ainsi que nous avons traité, avec succès d'ailleurs, nos premiers cas de cystite.

Sans être à proprement parler douloureuses, ces vapeurs, engendrées par l'iodoforme, produisent dans la vessie, pendant les quelques heures qui suivent l'enfumage, des picotements plus ou moins aigus, selon la tolérance du malade.

Nous nous sommes demandé s'il n'en fallait pas rechercher la cause dans l'acide iodhydrique (HI) qui se formerait par la décomposition de l'iodoforme sous l'influence de la chaleur (Raillard : Sur un essai d'emploi des vapeurs d'iode naissant en thérapeutique oto-rhino-laryngologique. *Thèse de Paris*, 1912, p. 19).

Nous savions, d'autre part, que M. P. Hamonic déclare indolore la pénétration des vapeurs obtenues en chauffant des paillettes d'iode métalloïdique dans le canal uréthral et qu'il réussit ainsi à tarir les gonorrhées rebelles.

Nous avons essayé ce dernier procédé, nous avons remplacé l'iodoforme par l'iode; mais, contrairement à notre attente, ces vapeurs n'ont pas été mieux supportées, peut-être même nous ont-elles semblé plus douloureuses.

Nous ne nous sommes pas adressé au diiodoforme ni au vioforme pour les raisons que donne M. Raillard dans sa thèse (p. 20), pas plus qu'aux procédés par voie humide employés par MM. P. Laurens, F. Topaï et S. Icard, mais que nous ne manquerons pas d'expérimenter ultérieurement.

Sans rien présumer d'absolu sur la nature des produits de

décomposition de l'iodoforme, on sait que ce composé est assez peu stable puisque la lumière, en présence de l'air, le décompose complètement.

Daccomo (*Gazz. chim. italiana*, 1886, XVI, p. 251) traduit cette décomposition par la formule suivante :

$$2CHI^3 + O^5 = 2CO^2 + I^6 + H^2O$$

Les travaux de Kremers et Koche (*Chemisches Central-Blatt.*, 1898, II, p. 1820) conduisent aux mêmes résultats.

L'action de la chaleur sur l'iodoforme est infiniment moins nette et nous a paru moins définitivement étudiée ; ainsi on trouve dans le *Dictionnaire de chimie* de Wurtz (II, p. 125) : « L'iodo- » forme chauffé à l'air libre entre en fusion de 115° à 120° en se » vaporisant en partie sans s'altérer, tandis qu'une autre partie » se décompose en produisant du gaz iodhydrique et des vapeurs » d'iode ; il reste du charbon comme résidu. » Le même ouvrage dit ensuite : « D'après Hoffmann, l'iodoforme chauffé en vase clos » à 150° se convertit en iodure de méthylène CH^2I^2 et en iode pro- » bablement (Hofmann, *Quarterly Journal of the Chimical Soc.*, » XIII, p. 65 et *Ann. de chim. et de phys.*, LXI, 3e série, p. 224). »

En ce qui nous concerne, nous avons chauffé de l'iodoforme dans l'ampoule que nous employons pour les enfumages, et les vapeurs entraînées, examinées au papier de tournesol bleu humide, n'ont jamais fait virer le réactif au rouge ; or, une *trace de gaz iodhydrique suffit pour provoquer ce virage.*

Nous sommes donc fondé à croire que les produits de décomposition de l'iodoforme ne contiennent pas de vapeurs acides et que leur action sur les tissus est celle des vapeurs d'iode mélangées à divers produits neutres de destruction, susceptibles de prendre naissance.

D'autre part, enfin, pour qu'il y ait dégagement d'acide iodhydrique, il faudrait que la réaction s'accomplît en présence d'un corps réducteur tel que le phosphore P, par exemple ; on aurait alors l'équation :

$$P + I^3 + 3H^2O = P(OH)^3 + 3HI \text{ (acide iodhydrique).}$$

Une conséquence de ce qui précède, c'est que des enfumages effectués dans ces conditions mériteraient plutôt la désignation d'enfumage par les produits iodés de décomposition de l'iodoforme que celle d'enfumage par l'iode seul. C'est la signification qu'il faut donner à la formule plus commode *d'enfumage iodé.*

Reste à expliquer pourquoi l'iode métalloïdique dégagerait des vapeurs plus irritantes que celles dégagées par l'iodoforme, ainsi que le montrent les observations 4, 10, 14, 15. Une des raisons principales pourrait fort bien résider dans ce fait qu'il est très difficile, malgré deux et même trois sublimations successives, d'obtenir de l'iode ne renfermant plus aucune trace d'impureté dont les deux plus fréquentes sont le chlore et le brome, comme nous l'avons déjà fait ressortir plus haut, corps irritants par excellence.

Autre raison : l'iode métalloïdique, déjà difficile à conserver, est très délicat à manier et surtout à peser. Ce corps se vaporise rapidement à l'air et à la lumière, attaque vivement papier et plateaux de balance, aussi n'est-on jamais sûr, exactement, de la quantité employée. Cela peut très bien expliquer une réaction plus intense de la vessie.

L'iode métalloïdique présente le léger avantage de donner un poids égal au sien de vapeurs dégagées, mais, si dans l'équation de Daccomo nous remplaçons les corps par leur poids atomique, nous voyons que 394 grammes d'iodoforme complètement décomposé doivent donner 381 grammes d'iode, soit 97.5 %; on ne peut donc s'adresser à une source plus riche en iode.

Dans la pratique, tout l'iodoforme n'est pas complètement vaporisé, ce corps n'étant pas lui-même dans le commerce d'une pureté absolue; aussi, reste-t-il sur les parois de l'ampoule un léger dépôt composé principalement de charbon, lequel s'incruste plus ou moins dans la paroi interne du petit ballon et l'encrasse très rapidement. (Nous indiquons plus loin, au chapitre II, un petit moyen chimique qui permet le nettoyage de l'ampoule.)

Ce léger inconvénient mis à part, nous préférons employer les vapeurs d'iodoforme, parce qu'elles nous paraissent mieux supportées par les malades, parce que ce composé iodé se conserve d'une manière parfaite et indéfinie pourvu qu'il soit maintenu à l'abri de l'air, de la lumière et de la chaleur et surtout parce qu'il est beaucoup plus maniable que l'iode, très facile à peser et à conserver en doses toutes prêtes dans de petits paquets; il a, enfin, un avantage qu'il nous faut citer, c'est celui de donner des vapeurs d'iode *à l'état naissant.* Les corps utilisés sous cette forme jouissent de propriétés plus actives; nous avons tout lieu de supposer que cela est également vrai dans leurs effets thérapeutiques.

Voilà donc exposées les raisons pour lesquelles nous employons l'iodoforme dans le traitement des cystites par les vapeurs iodées.

Ceci posé, nous nous sommes demandé de quelle manière se comportaient ces vapeurs d'iode en présence de l'urine, après leur pénétration dans la vessie ; mais le dosage des petites quantités d'iode fixées par l'urine n'est pas sans offrir de grandes difficultés. Il nous est permis de penser que ces traces d'iode passent dans l'urine à l'état d'acide hypoiodeux (IOH), pour les urines alcalines surtout et peut-être aussi à l'état de dérivés iodés d'addition avec les composés organiques si divers de l'urine et, notamment, les corps de la série purique.

Quoi qu'il en soit, cet iode, dissout ou fixé, ne saurait jouer qu'un rôle thérapeutique plus actif en rendant antiseptique le liquide contenu dans la vessie urinaire après enfumage.

CHAPITRE DEUXIÈME

TECHNIQUE

L'appareil dont nous nous servons se compose essentiellement d'une ampoule de verre (A) de 30 c.c. environ de capacité, portant à sa partie supérieure un orifice de chargement assez large, fermé par un bouchon en verre et, latéralement, deux tubulures de 4 et 6 centimètres. Le tube le plus court est tronc-conique, de manière à pouvoir s'adapter exactement au pavillon d'une sonde en gomme n° 20. Le tube le plus long, terminé par un léger renflement, reçoit un tube de caoutchouc (B), lequel est fixé par son autre extrémité au bec d'une seringue de 150 c.c. Un support en bois muni de deux pinces articulées soutient tout l'appareil.

Voici maintenant la technique de l'enfumage :

Le malade est couché, le bassin légèrement élevé, les jambes écartées. La vessie est évacuée par un cathétérisme avec une sonde béquille en gomme, d'un calibre approprié à celui du canal uréthral. La capacité vésicale (si elle existe) est mesurée avec de l'eau bouillie tiède et soigneusement notée. On place alors entre les cuisses du malade le support avec l'ampoule et la seringue dont le piston a été remonté à fond de course, de manière qu'elle soit pleine d'air.

Par l'orifice de chargement on introduit dans l'ampoule de 0 gr. 05 à 0 gr. 10 centigr. d'iodoforme (nous avons toujours commencé par 0 gr. 05 centigr.). Le tube tronc-conique de l'ampoule est adapté au pavillon de la sonde vésicale et une lampe à alcool placée sur la tablette du support est poussée sous l'ampoule.

Au bout de quelques secondes l'iodoforme se décompose, donnant naissance à des vapeurs violettes d'iode. A ce moment on pousse doucement le piston de la seringue en surveillant la graduation gravée sur sa tige. On s'arrête dès que le chiffre atteint correspond à celui de la capacité vésicale.

Une pince placée sur le raccord en caoutchouc permet alors de le comprimer et d'éviter ainsi le reflux des vapeurs d'iode de la vessie dans l'appareil.

Nous laissons les vapeurs agir dans la cavité vésicale quelques

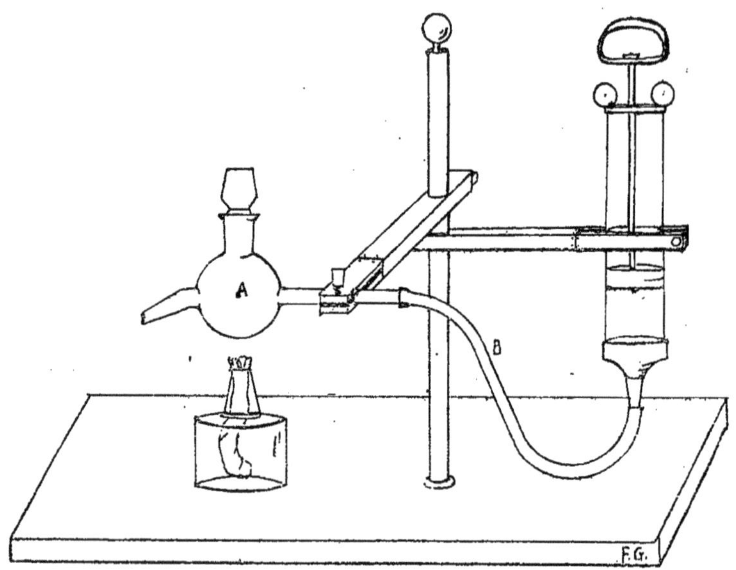

minutes (trois en moyenne) selon la tolérance des malades ; nous libérons ensuite le pavillon de la sonde vésicale ; à ce moment, de l'air, quelques rares vapeurs, un peu d'urine entraînant des particules noires d'iode s'échappent, et, la vessie évacuée, nous retirons la sonde.

A voir la figure ci-dessus, l'appareil paraît assez compliqué, la faute en est au support lequel n'est d'ailleurs pas indispensable. En effet, une ampoule, un tube en caoutchouc, une seringue à hydrocèle et une lampe à alcool, voilà quels sont les éléments nécessaires et suffisants pour pratiquer un enfumage vésical.

Il faut tenir compte tout de même de ce fait que toutes les pièces du support étant démontables, il se loge parfaitement dans une serviette d'écolier et que son usage permet, avec beaucoup plus d'aisance et de facilité dans le manuel opératoire, d'éviter le petit accident suivant :

Il arrive quelquefois que la vessie se contractant sous l'influence des vapeurs iodées, refoule quelques gouttes d'urine jusque dans l'ampoule qui, étant très chaude, se casse avec une remarquable facilité. Si l'appareil est monté sur le support, l'opérateur ayant les mains libres, peut, aussitôt que la capacité vésicale est atteinte, désamorcer l'ampoule de la sonde uréthrale et l'obturer aussitôt en introduisant un petit fausset de bois dans son pavillon.

Comme nous l'avons déjà fait remarquer, le petit ballon s'encrasse assez rapidement à l'usage. Voici une petite méthode qui en permet facilement le nettoyage.

On verse dans l'ampoule quelques gouttes d'acide sulfurique à 60° et l'on remue un instant, il arrive quelquefois que le but poursuivi est atteint. Dans le cas contraire, si le dépôt intérieur persiste, on ajoute une petite quantité d'eau et, pendant que le mélange ainsi obtenu est encore chaud, une pincée de permanganate de potassium. Ce dernier corps, oxydant énergique, cède son oxygène au charbon lequel doit disparaître sous forme de CO^2.

Pendant cette petite manipulation, il faut avoir la précaution de ne pas tenir dirigés vers soi les orifices de l'ampoule, le mélange fusant légèrement et sans aucun danger d'ailleurs.

Ce sont les seuls petits accidents et purement matériels, qui se soient produits jusqu'ici dans l'emploi de notre méthode, chez les 19 malades que nous avons ainsi traités et dont suivent les observations rigoureusement détaillées.

CHAPITRE TROISIÈME

Observation n° 1.

(Publiée en résumé dans la *Semaine Médicale* du 10 juillet 1912.)

Cystite aiguë : guérison.

M. G..., chauffeur, trente-trois ans, vient consulter le 13 mai à la clinique des maladies des voies urinaires, salle de la Terrasse. Depuis le 9, soit depuis quatre jours, le malade souffre atrocement en urinant, surtout à la fin. Ses urines, très troubles, s'accompagnent d'un léger filet de sang, la pollakiurie est intense, le malade urine tous les quarts d'heure, jour et nuit, tout sommeil est impossible.

Blennorrhagie il y a sept ans, petite crise de cystite légère ayant duré deux jours un an après. Noyau de prostatite chronique dans le lobe droit de la prostate. Goutte intermittente le matin au méat; capacité vésicale : *nulle*.

Nous pratiquons l'enfumage selon la méthode employée en otologie, nous servant d'une soufflerie de thermocautère pour chasser les vapeurs d'iode dans la vessie. La capacité vésicale étant nulle, les vapeurs ressortent aussitôt par le méat entre la sonde et les parois du canal uréthral.

Nous sommes ainsi bien certain de la pénétration des vapeurs dans le réservoir vésical, malgré la longueur du trajet à parcourir et les parois mouillées de la sonde (béquille n° 22).

Le patient accuse aussitôt une violente sensation de piqûres qui persistent tout l'après-midi, tandis que le ténesme vésical est encore plus intense que les jours précédents.

Vers le soir, et pendant la première moitié de la nuit, les douleurs diminuent d'intensité, la pollakiurie également, à tel point que le malade s'endort vers trois heures du matin, lui qui n'avait pu reposer un instant depuis quatre nuits.

Nous revoyons le malade le lendemain matin.

Les douleurs ont bien diminué, il n'urine plus que toutes les heures, les urines, quoique troubles, ne sont plus purulentes, mais quelques uréthrorrhagies se sont produites. Le gland est rouge, œdématié, les lèvres du méat sont également enflammées. L'urèthre a fortement réagi aux vapeurs d'iode.

C'est pour éviter ces accidents que nous avons remplacé la soufflerie forcément brusque par une seringue à hydrocèle.

Le malade est renvoyé à une semaine.

Nous le revoyons huit jours après son premier enfumage :

Pollakiurie : diurne toutes les deux à trois heures, nocturne toutes les heures.

Uréthrorrhagies : ont duré deux jours, ne se sont plus reproduites depuis. L'œdème du gland a disparu.

Douleur : a diminué rapidement pour disparaître deux jours après avec les uréthrorrhagies.

Urines : rapidement éclaircies. Le malade urine devant nous des urines absolument claires.

Capacité vésicale : 100 c.c.

Un deuxième enfumage est pratiqué avec 0 gr. 05 centigr. d'iodoforme dans l'ampoule et 100 c.c. d'air dans la seringue. Les vapeurs sont laissées une minute dans la vessie.

Le malade accuse un picotement très supportable et urine un quart d'heure après 40 c.c. d'urines troubles contenant une assez grande quantité de débris épithéliaux.

Le malade nous revient cinq jours plus tard.

Pollakiurie : diurne 5 ou 6 fois, nocturne 2 ou 3 fois.

Douleur : aucune, mais envies d'uriner impérieuses.

Urines : claires.

Capacité vésicale : 130 c.c.

Nous pratiquons un troisième enfumage avec 0 gr. 05 centigr. d'iodoforme, 130 c.c. d'air, et nons laissons agir deux minutes ; picotements légers très supportables.

1er juin. — Pollakiurie diurne : 3 ou 4 fois ; nocturne : 1 fois.

Douleur : 0. Le malade peut parfaitement se retenir, les envies d'uriner ne sont plus impérieuses.

Urines : absolument claires et limpides.

Capacité : 170 c.c.

Enfumage : n° 4, mêmes doses, très bien supporté.

6 juin. — Le malade est examiné à la cystoscopie ; on note : quelques colonnes à la partie supérieure de la vessie ; dans la zone interurétérale existent des lésions de cystite chronique ainsi qu'une congestion et une vascularisation assez intense, mais sans ulcérations ni végétations. Les orifices urétéraux sont indemnes. Un quatrième enfumage est pratiqué.

Le patient est revu le 10, il urine 3 ou 4 fois le jour, ne se lève plus la nuit, sa capacité vésicale atteint 220 c.c. Cinquième enfumage, mêmes doses.

Le 15 juin, la capacité vésicale est de 280 c.c., nous procédons à un sixième enfumage, mêmes doses.

Le 21 juin, la capacité étant de 350 c.c., nous enfumons la vessie pour la septième et dernière fois.

M. G... nous a donné de ses nouvelles fin septembre. Il a repris son travail et n'a rien remarqué d'anormal du côté de sa vessie; 7 séances d'enfumage à six jours d'intervalle ont amené la guérison de cette cystite suraiguë post-gonococcique.

Observation n° 2.

Cystite aiguë : guérison.

Marcel F..., quinze ans, vient consulter à la clinique de Necker, salle de la Terrasse, le 30 mai, pour envies d'uriner très fréquentes et mictions douloureuses depuis une huitaine de jours.

Le malade urine dans la journée toutes les demi-heures, la nuit 4 ou 5 fois dans son lit, sans se réveiller.

Les mictions sont douloureuses surtout à la fin, les urines sont troubles et légèrement hématuriques, à la fin également.

La capacité vésicale est de 90 c.c.

Le jeune malade a toujours uriné au lit, quoique de façon intermittente, mais jamais avec une telle fréquence que depuis une semaine.

Gastro-entérite à l'âge de huit ans. Actuellement bon état général.

Le malade est examiné à la cystoscopie :

Lésions étendues à toute la vessie, muqueuse épaissie, cystite bulleuse au niveau de toute la portion inférieure masquant les orifices urétéraux. Pas d'ulcérations.

Nous pratiquons un léger enfumage avec 0 gr. 05 centigr. d'iodoforme dans l'ampoule et nous laissons les vapeurs deux minutes environ. Légers picotements très supportables.

Le malade nous revient le 4 juin; il n'a pas souffert du tout à la suite du précédent enfumage. Pollakiurie : le malade urine toutes les heures dans la journée, la nuit il mouille son lit 2 ou 3 fois.

Douleur : bien diminuée.

Urines : notablement éclaircies.

Hématurie terminale : légère et intermittente.

Capacité vésicale : 120 c.c.

Enfumage n° 2.

Les urines ont été recueillies dans un ballon stérilisé pour inoculation au cobaye et examen histo-bactériologique.

8 juin. — Pollakiurie : le jour, urine toutes les heures ; la nuit, urine au lit 2 ou 3 fois.

Douleur : terminale légère.

Urines : légèrement troubles.

Hématurie : persiste, légère et intermittente.

Capacite vésicale : 135 c.c.

Enfumage n° 3 avec 0 gr. 10 centigr. d'iodoforme, toléré pendant deux minutes.

11 juin. — Pollakiurie : le jour, urine toutes les heures et demie ; la nuit, urine au lit 1 ou 2 fois.

Douleur : terminale légère.

Hématurie : terminale légère.

Urines : louches.

Capacité vésicale : 130 c.c.

Enfumage n° 4 avec 0 gr. 10 centigr. d'iodoforme, toléré pendant cinq minutes.

15 juin. — Pollakiurie : urine le jour toutes les deux heures à peu près ; la nuit, sa mère le réveille 3 fois.

Douleur : persiste légère.

Urines : louches.

Hématuries : moins fréquentes.

Capacité vésicale : 130 c.c.

Enfumage n° 5 avec 0 gr. 10 centigr. d'iodoforme supporté cinq minutes.

18 juin. — Pollakiurie : le jour urine toutes les trois heures et la nuit est réveillé trois fois.

Douleur }
Urines } sans modifications.
Hématuries }

Capacité vésicale : 150 c.c.

Enfumage n° 6 (mêmes doses).

20 juin. — Plus d'hématuries ; capacité vésicale : 200 c.c.

Enfumage n° 7.

22 juin. — Pollakiurie : le jour urine toutes les quatre heures, la nuit est réveillé deux fois.

Douleur terminale }
Hématurie terminale } disparues.

Urines : claires.

Capacité vésicale : 250 c.c.

Enfumage n° 8.

25 juin. — Capacité vésicale 300 c.c. ; enfumage n° 9.

30 juin. — Capacité vésicale : 380 c.c. Enfumage n° 10.

2 juillet. — Enfumage n° 11. Capacité : 410 c.c.

6 juillet. — Le patient est enfumé pour la douzième et dernière fois, étant considéré comme guéri. Il urine, en effet, 3 ou 4 fois, dans la journée, la nuit, on le réveille 2 fois, mais cela est habituel chez lui; les mictions ne sont absolument plus douloureuses, les hématuries n'ont plus reparu, enfin, la capacité vésicale est de 450 c.c.

Sur les 12 enfumages pratiqués chez ce jeune homme, aucun n'a été douloureux. Nous avons pourtant employé des doses relativement fortes d'iodoforme (0 gr. 10 centigr. pendant cinq minutes) en des séances fréquentes, presque tous les deux à trois jours en moyenne.

Quant à la nature ou à la cause de cette cystite aiguë, il ne nous est pas possible d'être affirmatif, les examens histo-bactériologiques des urines et l'autopsie du cobaye inoculé n'ayant pas révélé la présence du bacille de Koch.

Observation n° 3.

(Publiée dans la *Semaine Médicale* du 10 juillet 1912.)

Cystite aiguë : guérison.

Il s'agit d'une femme de cinquante et un ans (Madame G...) exerçant la profession d'imprimeur et pédalant par suite du matin au soir. Elle vint consulter à la clinique de Necker le 28 mai parce qu'elle souffrait de la vessie depuis quinze jours et que les douleurs qu'elle éprouvait, surtout à la fin des mictions, ne faisaient qu'augmenter. Elle urinait dans la journée toutes les heures et demie et la nuit 3 ou 4 fois. Les urines étaient très troubles avec dépôt abondant. La capacité vésicale était de 100 c.c.

La cystoscopie, pratiquée le 31 mai, montra des orifices urétéraux normaux avec congestion intense du col et du trigone. Il n'y avait pas d'ulcérations ni de végétations.

Nous pratiquâmes un premier enfumage le 1er juin avec 0 gr. 05 centigr. d'iodoforme; nous laissâmes agir les vapeurs deux minutes à peu près; la malade trouvait que « ça picote ».

Nous revîmes cette femme cinq jours après; elle nous dit que les picotements avaient persisté tout l'après-midi qui suivit l'enfumage pour disparaître le soir et que, en même temps, les douleurs avaient diminué à la fin des mictions. Elle n'urinait plus que toutes les trois heures dans la journée et la nuit une seule fois. Elle se levait d'ailleurs régulièrement depuis l'âge de dix-huit ans. Elle était même surprise de n'uriner qu'une fois par nuit alors qu'avant sa cystite elle avait presque toujours deux mictions nocturnes. Ses urines s'étaient notablement éclaircies. La capacité vésicale était montée de 100 à 150 c.c. Nous pratiquâmes un deuxième enfumage.

Le 8 juin les douleurs à la miction avaient complètement disparu; la malade urinait le jour toutes les trois heures, la nuit une fois. Les urines étaient tout à fait claires, la capacité vésicale était de 200 c.c. Un troisième enfumage fut fait. Le surlendemain la capacité vésicale était de 300 c.c.; sept jours plus tard, la patiente nous déclara qu'elle urinait 3 ou 4 fois le jour et une fois la nuit sans aucune douleur. Les urines étaient absolument claires, la capacité vésicale atteignait 400 c.c. Nous fîmes un quatrième et dernier enfumage; la malade devait reprendre son travail le lendemain 17 juin.

Observation n° 4.

Cystite aiguë : guérison.

Un homme de vingt-sept ans, M. Lucien G..., vient consulter le 3 juin à la clinique de Necker, salle de la Terrasse, parce qu'il souffre de la vessie depuis environ trois semaines.

A été opéré d'une hydrocèle à droite à l'âge de vingt et un ans; atteint d'hydronéphrose, son rein droit lui a été enlevé en 1911. Les examens et recherches pratiqués à cette époque n'ont pas révélé la présence du bacille de Koch. Ce jeune homme n'a pas d'antécédents héréditaires, lui-même n'a jamais eu la moindre affection pulmonaire, et, sa cystite mise à part, il présente un excellent état général.

Le 3 juin il présente les symptômes suivants :

Rétrécissement du méat n° 17 ne permettant pas la cystoscopie au dire du malade, qui par ailleurs s'y refuse. Il urine toutes les demi-heures, nuit et jour, avec douleur vive à la fin des mictions. Les urines sont bien troubles, les dernières gouttes sont hématuriques. La capacité vésicale est de 35 c.c.

Nous pratiquons un premier enfumage avec 0 gr. 05 centigr. d'iodoforme que nous laissons agir une minute environ. Picotements très supportables; ils cessent, d'ailleurs, dans la soirée, tandis que la douleur terminale et la pollakiurie diminuent d'intensité.

6 juin. — Pollakiurie : urine toutes les heures, jour et nuit.

Douleur terminale : diminuée.

Hématurie terminale : intermittente.

Urines : légèrement éclaircies.

Capacité vésicale : 40 c.c.

Enfumage n° 2 avec 0 gr. 10 centigr. d'iodoforme supporté pendant deux minutes.

8 juin. — Plus d'hématurie terminale : capacité vésicale 60 c.c.

Enfumage n° 3 (iodoforme 0 gr. 10 centigr., supporté 5 minutes).

10 juin. — Capacité vésicale 60 c.c.; enfumage n° 4 (iodoforme 0 gr. 10 centigr., supporté 5 minutes).

13 juin. — Aucun changement. Enfumage n° 5 iodoforme 0 gr. 10 centigrammes, supporté 5 minutes).

16 juin. — Pollakiurie : urine toutes les deux heures le jour, toutes les heures et demie la nuit.

Douleur : très légère.

Urines : très éclaircies.

Capacité vésicale : 100 c.c.

Enfumage n° 6 (mêmes doses).

20 juin. — Même état : septième enfumage (mêmes doses).

1er juillet. — Pollakiurie : urine toutes les trois heures jour et nuit.

Douleur : disparue.

Urines : claires.

Capacité vésicale : 200 c.c.

Huitième enfumage (mêmes doses).

9 juillet — Pollakiurie : urine toutes les quatre heures le jour, deux fois la nuit.

Douleur : 0.

Urines : claires.

Capacité vésicale : 300 c.c.

Nous pratiquons le neuvième enfumage avec de l'iode métalloïdique.

Cet enfumage a été douloureux, le lendemain de légères hématuries terminales ont apparu et persisté pendant cinq ou six jours. Le patient urine toutes les deux heures, tandis que la douleur terminale s'est à nouveau manifestée. Tout rentre peu à peu dans l'ordre, et le 16 juillet nous constatons que la capacité vésicale est tombée à 250 c.c., tandis que les urines sont légèrement troubles.

Nous pratiquons le dixième enfumage avec de l'iodoforme à la dose de 0 gr. 10 centigr.

22 juillet. — Pollakiurie : urine toutes les quatre heures le jour et 2 fois la nuit.

Douleur : 0.

Urines : claires.

Capacité vésicale : 300 c.c.

Dixième enfumage avec de l'iodoforme.

Nous n'avons plus revu le patient.

Observation n° 5.

Cystite aiguë : guérison.

C'est un homme de soixante-six ans, M. A..., qui vient consulter à la clinique Necker, salle de la Terrasse, le 24 juin, pour pollakiurie et douleurs en urinant.

Cet homme a eu la blennorrhagie il y a vingt-six ans, a été soigné en 1904 pour un rétrécissement de l'urèthre et goutte chronique, en 1905 pour une crise de cystite aiguë. Il est venu depuis à plusieurs reprises soit se faire dilater le canal, soit se faire masser la prostate.

Actuellement :

Pollakiurie : urine toutes les demi-heures le jour, toutes les heures la nuit.

Douleur : aiguë avec exagération terminale.

Urines : très troubles.

Capacité vésicale : 40 c.c.

Bon canal, rien à la prostate.

Premier enfumage (avec 0 gr. 10 centigr. d'iodoforme, toléré deux minutes).

Picotements assez violents.

Nous revoyons le malade les 27 et 30 juin, la pollakiurie et la douleur semblent légèrement diminuées, les urines sont éclaircies et la capacité vésicale atteint respectivement 70, puis 120 c.c.

Enfumages n°s 2 et 3 (mieux tolérés).

4 juillet. — Pollakiurie : urine toutes les heures et demie jour et nuit.

Douleur : très légère.

Urines : louches.

Capacité vésicale : 200 c.c.

Quatrième enfumage.

9 juillet. — Pollakiurie : urine toutes les quatre heures le jour, deux fois la nuit.

Douleur : 0.

Urines : absolument claires.

Capacité vésicale : 300 c.c.

Enfumage n° 5.

Le malade n'est plus revenu. Il s'est trouvé suffisamment amélioré après cinq enfumages iodés seulement.

Observation n° 6.

Cystite aiguë : amélioration.

Cette observation concerne une jeune femme de vingt-deux ans, M. G..., domestique, occupant le lit n° 26 de la salle Laugier à la clinique de Necker. Elle est entrée dans le service trois jours auparavant pour cystite du col, d'origine gonococcique. Elle urine toutes les heures avec vive douleur terminale, ses urines sont troubles et s'accompagnent d'une légère hématurie à la fin de l'émission.

Salpingite double l'année précédente et, actuellement, pertes très abondantes jaune verdâtre.

Depuis trois jours elle reçoit une instillation quotidienne de nitrate d'argent sans aucun soulagement. Sa capacité vésicale est de 150 c.c.

Nous pratiquons un enfumage avec 0 gr. 05 centigr. d'iodoforme que nous laissons agir une minute. Un quart d'heure après, la malade accuse de violentes piqûres dans la vessie, lesquelles persistent pendant deux heures. Au bout de ce laps de temps, la malade constate que la douleur qui accompagnait habituellement ses mictions a notablement diminué.

Nous revoyons la malade trois jours plus tard. Elle ne souffre plus du tout en urinant, les hématuries terminales ne se sont plus reproduites. Elle n'urine plus que toutes les trois à quatre heures le jour et deux fois la nuit, mais les urines restent toujours troubles.

Elle sort du service et doit venir à la consultation externe le 21 Nous ne l'avons plus revue.

Un seul enfumage a suffi pour améliorer notablement cette femme et très rapidement, puisque, deux heures après, la douleur diminuait ainsi que la pollakiurie.

Observation n° 7.

(Publiée en partie dans la *Semaine Médicale* du 10 juillet.)

Cystite tuberculeuse : amélioration.

Mme Jeanne G..., trente et un ans, fleuriste, entre à la clinique des maladies des voies urinaires (salle Laugier, lit n° 11) le 18 mai, pour cystite suraiguë. Cette femme urine, en effet, toutes les dix minutes nuit et jour avec des douleurs extrêmement vives et continuelles. Elle souffre de la vessie depuis un an et demi et son état n'a fait qu'empirer progressivement, malgré tous les soins reçus à l'hôpital Lariboisière pendant plusieurs mois. Toutes les méthodes de traitement applicables aux cystites ont été employées sans succès chez la patiente.

A son entrée dans le service, elle est dans un état lamentable, urinant continuellement avec des douleurs tellement vives et fréquentes que la marche en est devenue impossible. Au moment des règles, ces douleurs sont exagérées à tel point que la malade nous dit se rouler sur le sol comme une folle.

L'urèthre participe à cette inflammation suraiguë d'une façon telle que tout cathétérisme est impossible sans le secours d'une piqûre de morphine et d'un lavement laudanisé ou à l'antipyrine. C'est dans dans ces conditions que la malade nous est confiée le 28 mai.

Pollakiurie : urine toutes les dix minutes jour et nuit; 56 à 60 fois par vingt-quatre heures en moyenne.

Urines : troubles, sans dépôt. A l'examen histo-bactériologique, on trouve : des leucocytes et des polynucléaires, quelques coccies et bâtonnets et des bacilles suspects.

Douleur : extrêmement vive et continuelle.

Capacité vésicale : *cinq centimètres cubes.*

Enfumage : n° 1, avec 0 gr. 05 centigr. d'iodoforme dans l'ampoule; les vapeurs sont tolérées trente secondes et la malade est sous l'influence de la morphine et du laudanum!

Un quart d'heure après, la malade accuse simplement des picotements très supportables.

Nous la revoyons le lendemain tout heureuse d'avoir pu reposer une heure et demie pendant la nuit, de souffrir moins, d'avoir pu descendre seule au bain et remonter de même et de ne plus uriner que toutes les vingt minutes.

31 mai. — Pollakiurie : urine toutes les demi-heures, nuit et jour.

Douleurs : vives mais moins atroces et ne se produisant plus qu'au moment et surtout à la fin des mictions.

Urines : troubles.

Capacité vésicale : 35 c.c.

Enfumage n° 2 avec 0 gr. 05 centigr. d'iodoforme dont les vapeurs sont supportées trente secondes.

La malade reçoit une piqûre de morphine et un lavement à l'antipyrine au préalable.

Le 3 juin, la malade est indisposée, mais, contrairement aux mois précédents, ses règles ne lui arrachent plus de larmes, elle les supporte parfaitement bien.

Nous essayons de pratiquer un troisième enfumage, sans que la malade ait eu sa piqûre de morphine; nous ne réussissons qu'à casser deux ampoules sans pouvoir faire tolérer les vapeurs iodées à la malade, et non sans la faire souffrir.

Le 6 juin, piqûre de morphine et lavement analgésique.

Pollakiurie : urine toutes les heures, à peu près 25 à 30 fois dans les vingt-quatre heures.

Douleur : bien diminuée.

Urines : troubles.

Capacité vésicale : 60 c.c.

Enfumage n° 3.

8 juin. — Piqûre et lavement.

Pollakiurie : urine 22 fois en vingt-quatre heures.

Capacité vésicale : 70 c.c.

Enfumage n° 4.

14 juin. — Piqûre et lavement. Pas de changement. Enfumage n° 5.

18 juin. — Pas de changement, mais la malade supporte le cathétérisme, l'appréciation de la capacité vésicale et l'enfumage *sans avoir reçu de piqûre de morphine ni lavement analgésique.*

22 juin. — Septième enfumage.

26 juin. — Pollakiurie : urine 18 à 20 fois par vingt-quatre heures.

Douleur : très légère.

Urines : louches.

Capacité vésicale : 100 c.c.

30 juin. — La cystoscopie, quoique difficile, peut être pratiqué par M. de Beaufond, interne du service. La vessie ne paraît pas très atteinte, il y a un peu de congestion au niveau du col et quelques petites ulcérations en coup d'ongle au voisinage des orifices urétéraux, ainsi qu'une vascularisation assez intense. Le cathétérisme urétéral n'est pas possible, la malade étant par trop agitée.

Un huitième enfumage est pratiqué.

3 juillet. — Neuvième enfumage.

5 juillet. — Nouvelle cystoscopie au cours de laquelle le cathétérisme de l'uretère gauche est possible. A l'examen histo-bactériologique des urines séparées il semble bien que des bacilles de Koch sont rencontrés, pour plus de précision un cobaye est inoculé et la malade renvoyée chez elle.

Elle devra revenir en octobre.

Voilà donc une malade parfaitement améliorée par l'enfumage iodé, tandis que la cystoscopie et le cathétérisme urétéral que cette amélioration a rendu possible, comportent comme conséquences : la précision du diagnostic, du pronostic et, s'il y a lieu, des indications opératoires.

Observation n° 8.

Cystite cancéreuse : désodorisation complète.

C'est un malheureux de soixante-trois ans, P... Léonard, salle Velpeau, lit n° 13, entré en mars à la clinique de Necker et atteint de néoplasme prostato-vésical inopérable. Le malade est d'ailleurs en pleine cachexie. Il urine toutes les cinq minutes un liquide purulent encombré de caillots et de débris de muqueuse exhalant une odeur tellement fétide qu'il a été isolé dans un des petits pavillons qui se trouvent au fond de la salle.

Le 21 mai nous pratiquons un premier enfumage avec 0 gr. 05 centigrammes d'iodoforme. Le lendemain l'infirmier chargé de ce malade nous informe de la diminution appréciable de l'odeur. Deux jours après, nouvel enfumage avec 0 gr. 10 centigr. d'iodoforme que nous laissons cinq minutes dans la vessie en obturant la sonde avec un petit fausset de bois. A la suite de cet enfumage l'odeur a complètement disparu pour la plus grande satisfaction des infirmiers et des malades de la salle.

Le 25 et le 28 nous pratiquons encore deux enfumages. Ce sont les derniers, le malheureux étant décédé le 1er juin.

Ces propriétés remarquablement désodorisantes des vapeurs d'iode ont déjà été constatées par M. le docteur H. Reynès (de Marseille) dans les cancers utérins et par MM. Lepinay et Chalut en médecine vétérinaire.

Observation n° 9.

Cystite aiguë chez un prostatique : guérison.

Le nommé O..., soixante-douze ans, vient consulter à la clinique de Necker, salle de la Terrasse, le 13 juin, parce qu'il urine tous les quarts d'heure pendant la journée, 7 ou 8 fois la nuit etparce que les mictions sont douloureuses, surtout à la fin.

Les urines sont très troubles, la prostate assez volumineuse et dure. Canal souple, mais long, il mesure, en effet, 24 centimètres. La capacité vésicale est de 60 c.c. Nous pratiquons un premier enfumage avec la dose habituelle d'iodoforme, il est très bien supporté.

26 juin : le malade urine toutes les heures et demie le jour, 5 fois la nuit.

La douleur a diminué, les urines sont toujours troubles, la capacité vésicale est de 75 c.c.

Le 27 juin, après deux nouvelles séances d'enfumage, la capacité vésicale atteint 100 c.c., la douleur a disparu, le malade urine toutes les deux heures le jour, 4 fois la nuit. Les urines sont toujours troubles.

Le 2 juillet, la capacité vésicale est de 120 c.c.

Cinquième séance d'enfumage. Les urines s'éclaircissent.

Le 6 et le 9 juillet, encore deux séances et, enfin, la huitième et dernière est pratiquée le 13 juillet.

Le patient urine toutes les trois heures le jour, 2 à 3 fois la nuit sans aucune douleur, les urines sont absolument claires et la capacité vésicale est de 225 c.c.

Le malade, très satisfait, nous déclare qu'il s'en va passer trois mois à la montagne et qu'il reviendra nous donner de ses nouvelles en octobre.

Nous n'avons constaté aucune modification à la prostate, par le toucher rectal.

Observation n° 10.

Cystite légère : amélioration.

Il s'agit d'un nommé R..., trente-sept ans, camionneur; il vient consulter à la clinique de Necker, le 1er juillet, parce qu'il a des envies fréquentes d'uriner depuis sept mois. Il urine dans la journée toutes les heures, se lève 3 ou 4 fois la nuit, les mictions sont douloureuses à la fin, les urines troubles.

Blennorrhagies en 1894 et 1910, suivies d'orchite. Le malade est examiné à la cystoscopie, on note des lésions de cystite à la région du col sans ulcérations. Orifices urétéraux normaux. La capacité vésicale est de 200 c.c. Un premier enfumage est pratiqué avec, dans l'ampoule, quelques paillettes d'iode métalloïdique. Le malade accuse des picotements très vifs qui persisteront toute la journée.

Le 4 juillet nous revoyons le malade.

La pollakiurie se produit par crises; tantôt il urinera toutes les demi-heures, tantôt il restera deux heures tranquille. La nuit il ne se réveille pourtant qu'une seule fois.

La douleur terminale a disparu, mais les mictions sont absolument impérieuses.

Les urines toujours troubles, la capacité atteint 250 c.c.

Deuxième enfumage avec iode métalloïdique. Nous revoyons le

malade huit jours plus tard; il nous dit qu'il a bien souffert pendant deux jours, après son dernier enfumage, urinant plus souvent et avec douleur. Au bout de quarante-huit heures, tout est rentré dans l'ordre et actuellement il n'urine plus que toutes les deux heures et peut parfaitement retenir ses urines. Sa capacité vésicale est stationnaire à 250 c.c., les urines toujours troubles. Nous pratiquons un troisième enfumage, toujours avec de l'iode métalloïdique et nous renvoyons le patient à huit jours.

18 juillet. — Pollakiurie : toujours par crises, mais plus rares.

Douleur : 0.

Urines : louches.

Capacité vésicale : 300 c.c.

Enfumage n° 4 pratiqué avec des paillettes d'iode métalloïdique.

24 juillet. — Pollakiurie : intermittente mais n'urine jamais la nuit.

Douleur : 0.

Urines : légèrement troubles.

Capacité vésicale : 400 c.c.

Enfumage n° 5 pratiqué avec quelques paillettes d'iode. Le malade trouve les enfumages douloureux et se considère comme étant suffisamment amélioré pour ne plus continuer le traitement.

Trois faits sont à remarquer dans cette observation : il s'agit d'une *cystite légère du col*, traitée par les *vapeurs d'iode métalloïdique*, avec *vives douleurs* vésicales consécutives à chaque séance d'enfumage.

Observation n° 11.

Cystite calculeuse aiguë : amélioration.

Ce malade, M..., occupe à la clinique de Necker, salle Velpeau, le lit n° 28, il a été opéré de ses calculs vésicaux et garde ensuite la sonde à demeure jusqu'au 28 mai.

Le lendemain, on constate :

Pollakiurie : urine toutes les dix minutes le jour, dix à douze fois la nuit.

Douleur : très vive surtout à la fin des mictions.

Urines : très troubles avec dépôt abondant.

Capacité vésicale : 50 c.c.

Enfumage n° 1 avec, dans l'ampoule, 0 gr. 05 centigr. d'iodoforme et supporté pendant une minute.

Cet enfumage est très bien toléré par le malade qui n'urine que vingt minutes après.

Le lendemain le malade n'urine plus que toutes les demi-heures pendant la journée, tandis que la nuit précédente (celle qui suivit le premier enfumage) il n'a uriné que six fois avec beaucoup moins de douleur.

Le 2 juin, soit cinq jours après, l'état du patient est le suivant :

Pollakiurie : urine toutes les heures et demie le jour, trois ou quatre fois la nuit.

Douleur : persiste, mais légère.

Urines : notablement éclaircies.

Capacité vésicale : 125 c.c.

Enfumage n° 2 (mêmes doses) très bien toléré.

Le malade quitte le service le lendemain pour l'hôpital des convalescents de Vincennes.

Observation n° 12.

Cystite chronique chez un prostatique : pas de résultat.

M. François D..., soixante-quatorze ans, est un habitué de la consultation de la clinique de Necker où il vient subir des lavages vésicaux toutes les semaines. Il est atteint d'une assez volumineuse hypertrophie de la prostate et ne veut pas entendre parler d'opération. Voici son état vésical le 10 juin :

Pollakiurie : urine le jour toutes les heures, la nuit toutes les demi-heures.

Douleurs : brûlures vives pendant toute la miction.

Capacité vésicale : 150 c. c.

Résidu : 200 grammes.

Urines : très troubles et purulentes.

Enfumage n° 1 (dose habituelle d'iodoforme).

Nous avons pratiqué chez ce malade 10 enfumages iodés généralement bien supportés, avec des alternatives d'amélioration passagère du phénomène douleur. La pollakiurie s'est maintenue au même niveau, ainsi que la capacité vésicale. Les urines, quoique moins puriformes, sont toujours troubles. Un fait intéressant réside en ce que le résidu vésical, qui était au début du traitement de 200 c.c., a progressivement et régulièrement diminué pour arriver à 75 c.c. le 16 juillet, jour où nous avons pratiqué la dernière séance d'enfumage iodé chez ce malade.

Nous n'avons remarqué aucune modification de volume ou de consistance de la prostate après 10 enfumages vésicaux.

Observation n° 13.

Cystite chronique chez un tabétique : pas de résultat.

M. C..., mécanicien, cinquante-quatre ans, fréquente la clinique de Necker depuis 1897. Sa vessie, sans contractilité, admet 500 grammes de liquide et en conserve 400; il a des lésions de cystite du basfond vésical, accompagnées de concrétions phosphatiques constatées à la cystoscopie.

Il éprouve après chaque miction des douleurs persistant pendant plusieurs heures, urine 3 ou 4 fois le jour, la nuit mouille son lit, vidant sa vessie par regorgement. Les urines sont extrêmement troubles.

Nous pratiquons chez ce malade un premier enfumage vésical le 8 juin, sans qu'il perçoive la moindre sensation de piqûre. Il en est de même pour les 5 séances suivantes, si bien que nous jugeons inutile de continuer le traitement chez ce malade, aucune modification ne s'étant manifestée parmi les troubles vésicaux.

Observation n° 14.

Cystite légère : exagération passagère.

C'est un nommé O..., journalier, cinquante ans, qui vient consulter à la clinique de Necker pour douleurs en urinant et mictions fréquentes, il urine toutes les deux à trois heures le jour, 2 fois la nuit, les urines sont troubles, la capacité vésicale est de 200 c.c.; sur sa fiche le diagnostic inscrit est : cystite du col.

Nous pratiquons un premier enfumage avec de l'iode métalloïdique le 25 juillet, nous revoyons le malade trois jours plus tard, la pollakiurie n'est pas améliorée, mais la douleur terminale est moins aiguë, les urines légèrement éclaircies, la capacité atteint 225 c.c. Nous pratiquons une deuxième séance d'enfumage avec de l'iode métalloïdique.

Le 20 juillet le malade nous déclare qu'il a souffert après son dernier enfumage, mais il consent tout de même à une troisième séance. Sa capacité vésicale est de 250 c.c., les urines sont plus éclaircies, mais la douleur terminale a augmenté, tandis que la pollakiurie est toujours aussi intense.

Le 23 juillet le malade nous revient ayant souffert davantage encore, tout cathétérisme est impossible la sonde étant arrêtée par un spasme très violent, tandis qu'une petite hémorrhagie se manifeste.

Tous ces phénomènes disparaissent rapidement sous l'influence de quelques bains et d'instillations d'huile gomenolée.

Voici donc un cas de cystite légère dont les symptômes cardinaux sont exagérés par les vapeurs d'iode. Nous constatons le même fait dans l'observation suivante.

Observation n° 15.

Cystite légère : exagération passagère.

Le nommé G..., vingt-six ans, comptable, a eu une coxalgie en 1906, depuis, dit-il, a toujours souffert de la vessie. Crise de cystite consécutive à une blennorrhagie, en 1909.

En traitement à la clinique de Necker, salle de la Terrasse, depuis deux mois, il subit un lavage de vessie et une instillation d'huile gomenolée. Les douleurs à la miction ont complètement disparu, mais la pollakiurie persiste intense, puisque le malade urine toutes les deux heures jour et nuit et les urines sont toujours troubles. La capacité vésicale est de 200 c.c.

Les examens histo-bactériologiques pratiqués sur les urines de ce malade n'ont pas décelé la présence du bacille de Koch.

Nous pratiquons une première séance d'enfumage le 18 juillet avec de l'iode métalloïdique. Aucun changement n'est constaté trois jours plus tard, sauf pour la capacité vésicale qui atteint 225 c.c.

Un deuxième enfumage est pratiqué le 25 juillet et provoque, comme dans le cas précédent, l'apparition de vives douleurs et d'un ténesme vésical intense, que des bains chauds et quelques instillations d'huile gomenolée font complètement disparaître.

Observation n° 16.

Cystite tuberculeuse : amélioration.

Louis F..., vingt et un ans, coiffeur, entre à la clinique de Necker, salle Velpeau, lit n° 5, pour cystite aiguë. Il souffre de la vessie depuis deux ans par crises se produisant à intervalles de plus en plus rapprochés, si bien qu'il entre à l'hôpital, le 9 mai, dans un état assez précaire ; atteint de bronchite depuis trois ans, on trouve des bacilles de Koch, dans les urines.

Pollakiurie : urine 8 à 10 fois le jour, 4 à 5 fois la nuit. Il a toutes les vingt-quatre heures une crise au cours de laquelle il est obligé de maintenir sa verge dans l'urinal pendant deux à trois heures.

Douleur : terminale aiguë, continuelle, pendant la durée de la crise.

Urines : troubles avec dépôt peu abondant.

Hématurie : terminale se produisant 3 à 4 fois par vingt-quatre heures.

Capacité vésicale : 60 c.c.

Enfumage n° 1 le 21 mai avec 0 gr. 05 centigr. d'iodoforme dans l'ampoule, et les vapeurs sont tolérées une minute.

Le malade accuse des picotements très supportables et urine trois quarts d'heure après, sans douleur.

Le lendemain le malade n'urine plus que toutes les deux heures avec beaucoup moins de douleur.

Deuxième enfumage le 28 mai. Les crises de pollakiurie nocturne persistent, mais les hématuries ont sensiblement diminué de fréquence, et la douleur à la fin des mictions est également très atténuée.

3 juin. — Pollakiurie : urine toutes les deux heures et demie le jour, 4 ou 5 fois dans la nuit, les crises nocturnes ne se sont plus reproduites.

Douleur : très légère.

Urines : sans modification.

Capacité vésicale : 120 c.c.

Hématurie : intermittente et à intervalles plus éloignés.

Enfumage n° 3 pratiqué avec 0 gr. 10 centigr. d'iodoforme dans l'ampoule et supporté pendant cinq minutes. Le malade accuse des douleurs consécutives assez violentes.

7 juin. — Quatrième enfumage avec 0 gr. 05 centigr. d'iodoforme, toléré pendant trois minutes et bien supporté.

10 juin. — Pollakiurie : urine toutes les deux heures le jour, toutes les trois heures la nuit.

Douleur : légère.

Urines : troubles.

Hématuries : ne se sont plus reproduites depuis le dernier enfumage.

Capacité vésicale : 150 c.c.

Enfumage n° 5 avec 0 gr. 10 centigr. d'iodoforme qu'on laisse agir pendant deux minutes et qui est très bien supporté.

Quelques jours plus tard, le malade est néphrectomisé pour tuberculose rénale.

Il est intéressant pour nous de constater l'amélioration notable de cette cystite tuberculeuse sous l'influence de l'enfumage iodé.

Observation n° 17.

Cystite chronique : sans résultat.

Mlle B... Louise, vingt-six ans, souffre de la vessie depuis deux ans; elle nous est confiée le 23 mai par M. Pasteau pour être soumise à un essai de traitement par les vapeurs d'iode.

Pollakiurie : urine toutes les heures, sans qu'il lui soit possible de se retenir. Ne se rend compte des mictions que par la douleur vive qui les termine.

Urines : très troubles avec dépôt abondant. Les examens histo-bactériologiques n'ont pas décelé la présence du bacille de Koch.

Capacité vésicale : 50 c.c.

Tous les traitements essayés chez cette malade n'ont donné aucun résultat, si ce n'est l'huile gomenolée dont les instillations ont amené la diminution très notable de la douleur terminale et par suite la non-perception des mictions par l'urèthre et la vessie.

Huit séances d'enfumage, à raison de deux par semaine, n'ont eu d'autre résultat à leur tour que de réveiller la sensibilité vésicale, si bien que la patiente éprouve parfaitement le besoin d'uriner. Ces enfumages, par ailleurs, ont été très bien tolérés.

Observation n° 18.

Cystite tuberculeuse : amélioration.

Mme G..., trente-six ans, est atteinte de cystite tuberculeuse secondaire à des lésions de même nature intéressant les deux reins. Cette malade est jugée inopérable, à la clinique de Necker où elle occupait le lit n° 6 de la salle Laugier.

Le 11 juillet. — Pollakiurie : urine sept ou huit fois le jour, crise nocturne durant deux heures à peu près.

Douleur : terminale très aiguë.

Urines : troubles.

Capacité vésicale 250 c.c.

Enfumage n° 1 avec 0 gr. 05 centigr. d'iodoforme qu'on laisse agir pendant une minute. Très bien supporté.

Nous revoyons la malade, à la consultation externe des femmes, le 15 juillet.

Pollakiurie : urine trois ou quatre fois le jour, la nuit urine également trois ou quatre fois et n'a plus eu de crises nocturnes depuis quatre jours, soit depuis le premier enfumage.

Douleur : notablement diminuée.

Urines : sans modifications.

Capacité vésicale : 330 c.c.

Enfumage n° 2 pratiqué avec les doses habituelles d'iodoforme.

Cet enfumage a été, paraît-il, douloureux au point que la malade n'a plus voulu s'y soumettre et n'est plus retournée. Il est à remarquer qu'un seul enfumage a notablement amélioré les symptômes pollakiurie et douleur chez cette femme atteinte de cystite tuberculeuse indiscutable, tandis que la capacité vésicale a augmenté de 80 c.c.

Observation n° 19.

(Due à l'obligeance de M. le docteur Picot, chef de clinique des maladies des voies urinaires.)

Cystite tuberculeuse aiguë : amélioration.

Mlle L..., vingt-cinq ans, entre à la clinique de Necker le 12 août, salle Laugier, lit n° 18, pour pyurie, douleurs violentes à la miction et incontinence d'urine. Souffre de la vessie depuis deux mois.

On essaye tour à tour les lavages de la vessie, puis les instillations de nitrate d'argent, que la malade déclare insupportables, l'huile gomenolée, les suppositoires opiacés et la belladone, sans amélioration aucune. La cystoscopie est impossible par ailleurs, la capacité vésicale étant de 30 à 35 c.c. Voici d'ailleurs l'état des symptômes cardinaux de cette cystite à la date du 10 septembre :

Pollakiurie : urine 30 à 35 fois dans les vingt-quatre heures.

Douleur : très vive et presque sans rémission.

Urines : troubles.

Capacité vésicale : 30 c.c.

M. le docteur Picot procède à un enfumage iodé avec *cinquante centigrammes* d'iodoforme dans l'ampoule.

Les vapeurs ainsi produites sont, contrairement au nitrate d'argent, parfaitement bien tolérées par la patiente qui accuse simplement des picotements. Le soir même ils disparaissent ainsi que les douleurs vésicales de cette femme, tandis qu'elle peut reposer et n'urine que *deux fois* pendant la nuit.

Le lendemain elle urine presque sans douleurs, toutes les trois heures, soit *6 ou 7 mictions par vingt-quatre heures au lieu de 30 à 35 !*

Deux jours plus tard, l'amélioration tend à disparaître ; pollakiurie et douleurs reprennent progressivement ; un deuxième enfumage est pratiqué par M. le docteur Picot, et il est suivi d'une telle amélioration que, quarante-huit heures après, la cystoscopie et le cathétérisme urétéral deviennent faciles.

Nous revoyons la malade le 24 septembre et l'amélioration a persisté puisqu'elle n'urine plus que 7 ou 8 fois dans les vingt-quatre heures.

L'examen des urines, séparées par le cathétérisme urétéral, a permis de diagnostiquer une bacillose rénale droite et la malade doit rentrer incessamment à la clinique aux fins d'opération.

Cette observation, prise par M. le docteur Picot et qui vient de permettre à M. le professeur Legueu de préciser les indications opératoires chez une femme de vingt-cinq ans, atteinte de tuberculose urinaire, se passe de commentaires : elle suffirait, à elle seule, à établir la valeur thérapeutique de la méthode.

RÉCAPITULATION

CAS TRAITÉS : 19

Guérisons : 6 (Observations : 1, 2, 3, 4, 5, 9).

Améliorations : 8 (Observations : 6, 7, 8, 10, 11, 16, 18, 19).

Sans résultats : 3 (Observations : 12, 13, 17).

Exagérations passagères : 2 (Observations : 14, 15).

Guérisons.	Cystites aiguës banales, 5 (obs. 1, 2, 3, 4, 5). — — chez un prostatique, 1 (obs. 9).
Améliorations.	Cystites tuberculeuses, 4 (obs. 7, 16, 18, 19); traitées, 4. Cystite calculeuse, 1 (obs. 11). — cancéreuse, 1 (désodorisation, obs. 8). Cystites banales, 2 (obs. 6, 10).
Sans résultats.	Cystite chronique chez un prostatique (obs. 12). — — — tabétique (obs. 13). — — de cause inconnue (obs. 17).
Exagérations passagères.	Cystite légère du col (obs. 14). — — — (obs. 15).

CHAPITRE QUATRIÈME

VALEUR THÉRAPEUTIQUE DE LA MÉTHODE

D'après les observations qui précèdent, nous pouvons considérer les vapeurs iodées comme un agent thérapeutique puissant et rapide dans le traitement des cystites.

En effet, il suffit d'une seule insufflation pour voir se modifier aussitôt les symptômes cardinaux de la cystite.

La *pollakiurie* et la *douleur* qui accompagne, ou plus exactement termine les mictions, perdent brusquement leur caractère de fréquence et d'intensité, tandis que la *capacité vésicale* augmente aussitôt en proportion. Les *urines* ne perdent pas aussi rapidement leurs caractères pathologiques, mais il n'en est pas moins évident que leur aspect se trouve également modifié aussitôt. Alors que les symptômes douleur et pollakiurie se trouvent considérablement diminués dans les huit à dix heures qui suivent l'enfumage, les *hématuries* ne disparaissent que vers le troisième ou le quatrième jour, et cela s'explique parfaitement d'ailleurs, car il faut aux ulcérations qui les produisent le temps de se cicatriser.

Cette action sédative de l'enfumage iodé est extrêmement précieuse pour le malade, puisqu'elle lui procure immédiatement le calme et le repos qui lui permettront d'arriver sinon à la guérison absolue et complète, du moins à un état d'amélioration tel que d'autres moyens, comme la cystoscopie et le cathétérisme urétéral, puissent être employés.

Cette action est encore d'autant plus précieuse qu'elle s'exerce pour ainsi dire d'une manière élective chez les malades atteints de *cystite tuberculeuse*. Or, c'est précisément dans ce cas que le nitrate d'argent est contre-indiqué; c'est souvent aussi en pareils cas que l'huile gomenolée, elle non plus, n'agit point, pas plus que les autres moyens thérapeutiques employés, si nombreux soient-ils.

Notre observation n° 7 et celle que nous devons à l'amabilité de M. le docteur Picot (n° 19) en sont deux exemples probants. Il s'agit dans les deux cas de cystite tuberculeuse évoluant au milieu d'une pollakiurie extrêmement intense et de douleurs d'une violence inouïe, tandis que la capacité vésicale est négative et que toute thérapeutique est impuissante. Sous l'influence des vapeurs iodées, tous ces phénomènes suraigus s'atténuent rapidement, au point de permettre la cystoscopie et le cathétérisme urétéral au bout du huitième enfumage dans le premier cas, du deuxième dans le second.

Cette rapidité d'action se retrouve, d'ailleurs, dans toutes nos observations ; nous voyons, en effet, que 4 à 8 enfumages suffisent pour amener soit la guérison, soit le maximum d'amélioration possible, et cela à raison de deux séances par semaine, en moyenne.

A côté des *avantages* de la méthode existe-t-il des *accidents* ou *inconvénients?*

Au point de vue du malade nous pouvions redouter soit des phénomènes d'intoxication générale : *iodisme*, soit des aggravations de l'état local particulièrement du côté de l'*urèthre* et de *la prostate*.

Nous n'avons jamais remarqué chez aucun des 19 malades soumis aux vapeurs iodées ni salivation, ni catarrhe des voies respiratoires supérieures, ni aucune éruption cutanée; nous sommes parfaitement d'accord en cela avec les nombreux auteurs qui emploient l'enfumage iodé aussi bien en thérapeutique locale qu'en thérapeutique générale : *aucun n'a jamais signalé le moindre accident d'iodisme.*

Chez les *prostatiques* que nous avons traités par notre méthode, nous avons eu bien soin de pratiquer le toucher rectal avant chaque séance, Notre maître, M. le docteur Escat, avait particulièrement attiré notre attention sur ce fait que les iodures sont contre-indiqués chez les prostatiques; d'après les deux observations de cystite chez des prostatiques que nous possédons (obs. n°s 9 et 12), nous ne croyons pas que l'hypertrophie de la prostate soit fâcheusement influencée par les vapeurs iodées; au contraire même, puisque la cystite qui fait l'objet de l'observation n° 9 a subi une amélioration telle que nous avons cru pouvoir la qualifier de guérison.

Reste à envisager l'action irritante des vapeurs iodées sur la *muqueuse uréthrale;* nous la considérons comme capable d'engendrer une uréthrite assez aiguë, puisque s'accompagnant d'œdème du gland et d'uréthrorrhagies (obs. n° 1), mais, d'autre part, n'oublions pas que M. le docteur P. Hamonic réussit à tarir des gonorrhées rebelles grâce justement aux vapeurs d'iode.

En tous cas, même dans les vessies à capacité nulle, il est toujours facile d'éviter le reflux des vapeurs iodées entre les parois de l'urèthre et la sonde, par l'emploi de la seringue comme moyen propulseur des vapeurs dans la vessie et en procédant avec la plus grande douceur, sans jamais vouloir forcer la capacité vésicale, ainsi que le recommande M. le professeur Guyon dans ses leçons cliniques.

Reste un petit accident d'ordre purement matériel d'ailleurs, qui se produit quand, sous l'influence d'une contraction vésicale, quelques gouttes d'urine refluent dans l'ampoule à ce moment-là très chaude et en amènent la rupture; il suffit d'un peu d'habitude et surtout d'avoir ainsi brisé quelques ballons pour éviter ce petit accident opératoire sans aucune importance pour le malade et c'est là le point essentiel.

Faut-il donc considérer les vapeurs iodées si avantageuses dans le traitement des cystites et dépourvues en somme d'inconvénient comme l'agent thérapeutique exclusif de cette affection?

Non certes ! jamais ne s'est présentée à notre esprit l'idée que notre méthode devait supplanter, en pareil cas, des médicaments que l'expérience a consacrés à bon droit, pour ne parler que du nitrate d'argent et de l'huile gomenolée. Les sels d'argent, soit en lavage, soit en instillations vésicales, restent au premier rang dans le traitement des cystites; l'huile gomenolée a des vertus sédatives qui en font également un médicament de choix dans les cystites douloureuses.

S'il nous fallait par ailleurs passer en revue le nombre considérable des médicaments et des méthodes diverses employées dans le traitement de cette affection, nous craindrions de sortir du cadre de ce travail. Nous nous contentons simplement de proposer une méthode de plus à employer dans la thérapeutique des cystites, laissant au temps et surtout à l'expérience le soin de lui assigner un rang précis dans cette vaste nomenclature.

Mais d'ores et déjà nous croyons pouvoir admettre les principes suivants relatifs à son emploi :

INDICATIONS

Toutes les cystites aiguës quelle qu'en soit la cause.

Indications de choix : **Les cystites tuberculeuses, celles précisément pour lesquelles le nitrate d'argent se trouve contre-indiqué.**

CONTRE-INDICATIONS

Les cystites légères, parfaitement justiciables des moyens thérapeutiques habituels.

CONCLUSIONS

Si toutes les cystites aiguës sont justiciables du traitement par *l'enfumage iodé*, nous croyons tout de même qu'on ne doit l'employer qu'après l'échec des traitements habituels.

Il est beaucoup plus simple de pratiquer des lavages avec des solutions antiseptiques ou modificatrices ; il est également plus commode d'instiller des solutions de sels d'argent ou autres que de faire pénétrer dans une vessie des vapeurs iodées. Mais si, après quelques essais infructueux, les symptômes cardinaux de la cystite persistent, si l'on soupçonne surtout le bacille de Koch dans l'étiologie de l'affection ; si, enfin, on se trouve en présence d'une de ces cystites suraiguës qui semblent braver les si nombreuses ressources de la thérapeutique urinaire, on est en droit de recourir à l'enfumage iodé en escomptant très certainement une amélioration notable, sinon la guérison, ainsi que les observations précédentes nous en permettent l'espoir.

BIBLIOGRAPHIE

ANTISEPSIE ET DÉSINFECTION

Daniel. L'antisepsie par le spray. (*Journal des praticiens*, 4 mai 1912, p. 279, 20 juillet 1912, p. 455.)

Jungengel. Hautdesinfektion und Wundbehandlung mit Joddampf. (*Münch. med. Wochensch.*, 22 mars 1910, p. 625.)

P. Louge. L'enfumage iodé ou l'emploi des vapeurs d'iode en thérapeutique locale. (*Gaz. des hôp.*, 1er août 1911, p. 1291.)

CANCER

P. Louge. L'enfumage iodé. (*Gaz. des hôp.*, 1er août 1911, p. 1295.)

H. Reynès. L'enfumage iodé. (*Presse médicale*, 4 nov. 1911, p. 904.)

ENFUMAGE IODÉ EN GÉNÉRAL

H. Bouquet. L'enfumage iodé. (*Monde médical*, 1912, n° 447.)

S. Icard. Nouvelle méthode iodogène; son emploi dans le traitement des affections microbiennes des bronches et des muqueuses en général. (*Marseille médical*, 15 nov. 1911, p. 687.)

Jungengel. (*Münch. med. Wochensch.*, 22 mars 1910.)

P. Louge. L'enfumage iodé ou l'emploi des vapeurs d'iode en thérapeutique locale. (*Gaz. des hôp.*, 1er août 1911, p. 1291.)

— L'enfumage iodé actuel. (*Gaz. des hôp.*, 11 juin 1912, p. 988 et 13 juin 1912, p. 997.)

— A propos de l'enfumage iodé. (*Marseille médical*, 15 mars 1912, p. 196.)

H. Reynès. L'enfumage iodé. (*Presse médicale*, 4 nov. 1911, p. 904.)

ÉTUDES CHIMIQUES SUR L'IODE ET L'IODOFORME

Daccomo. Iode, iodoforme. (*Gazz. chimica italiana*, 1886, XVI, p. 251.)

Hofmann. Iodoforme. (*Journal of the Chemical Society*, XIII, p. 65 et *Annales de chimie et de physique*, LXI, p. 224.)

Kremers et **Koche**. (*Chemisches Central-Blatt*, 1898, II, p. 1820.)

Wurtz. Iodoforme, *in* Dictionnaire de chimie, II, p. 125.

GÉNÉRALITÉS SUR LES CYSTITES

Desnos. Cystites, *in* Traité des maladies des voies urinaires.

Guyon. Physiologie et pathologie vésicales, *in* Leçons cliniques, II.

Legueu. Cystites, *in* Traité chirurgical d'urologie.

Pousson. Inflammation de la vessie, *in* Précis des maladies des voies urinaires.

GYNÉCOLOGIE

D. Baruch. L'enfumage iodé en gynécologie. (*Journal médical de Bruxelles*, 25 juillet 1912, p. 308.)

G. Daniel et **Coste.** L'enfumage iodé dans l'infection puerpérale. (*Gaz. des hôp.*, 10 sept. 1912, p. 1439.)

H. Reynès. L'enfumage iodé en gynécologie. (*Progrès médical*, 30 déc. 1911, p. 1024.)

MALADIES DES VOIES URINAIRES

P. Hamonic. Traitement de l'uréthrite chronique par les vapeurs d'iode. (*Journ. de méd. de Paris*, 8 juillet 1888.) — Soc. de médecine pratique, 21 juin 1888. — Traité des rétrécissements de l'urèthre, p. 204. — La chirurgie et la médecine d'autrefois, p. 38.

MÉDECINE VÉTÉRINAIRE

L. Lépinay et **J. Chalut.** De l'enfumage iodé en thérapeutique humaine et en thérapeutique vétérinaire. (*Rev. de pathologie comparée*, fév. 1912, p. 27.)

MYCOSES. — LEUCOPLASIES

E. Poucel. Au sujet de la communication de M. P. Louge à la Société de chirurgie de Marseille, séance du 15 janvier 1912. (*Marseille médical*, 1er mars 1912, p. 173.)

NOMA. — GANGRÈNES

P. Moiroud. Noma de la vulve traité et guéri par l'enfumage iodé. (*Marseille médical*, 15 mars 1912, p. 195.)

OTO-RHINO-LARYNGOLOGIE

J. Baratoux. A propos de l'enfumage iodé. (*Gaz. des hôp.*, 2 juillet 1912, p. 1108.)

Delie (d'Ypres). Les vapeurs d'iodoforme dans le traitement des affections de la trompe et de l'oreille moyenne. (*Semaine Médicale*, 19 sept. 1888, p. 366; *Revue de laryngol.*, 1888, VIII, p. 643 et 1889, IX, p. 81.)

König. L'enfumage iodé. Communication à la Société d'otologie, de rhinologie et de laryngologie de Paris, 10 nov. 1911. (*Presse médicale*, 6 décembre 1911, p. 1009 et 9 décembre 1911, p. 1024.)

P. Laurens. Emploi de l'iode naissant comme antiseptique en oto-rhino-laryngologie. (*Journ. des Prat.*, 8 juillet 1911, p. 428.)

E. Raillard. Sur un essai d'emploi des vapeurs d'iode à l'état naissant en thérapeutique oto-rhino-laryngologique. (*Thèse de Paris*, 1912.)

TUBERCULOSE LOCALE

P. Louge. Ostéo-arthrite tuberculeuse du pied gauche traitée par l'enfumage iodé. (*Marseille médical*, 1er mars 1912, p. 154.)

— L'enfumage iodé ou l'emploi des vapeurs rapides d'iode dans le traitement des tuberculoses locales. Congrès international de la tuberculose. Rome, 1912.

F. Topaï. Traitement des tuberculoses chirurgicales par l'iode naissant. (*Semaine Médicale*, 17 mai 1899, p. 176.)

Virnicchi. XXIe Congrès de la Société Italienne de chirurgie. Rome, 27-29 oct. 1908. (*Clinica chirurgica*, 1908, n° 11, p. 1863.)

VÉNÉRÉOLOGIE

P. Moiroud. De l'emploi de l'enfumage iodé dans la thérapeutique des ulcérations vénériennes. (*Marseille médical*, 1er mai 1912, p. 305.)

Paris — Imp. de la *Semaine Médicale*, 31, rue Croix-des-Petits-Champs. — A. Desclos.

www.ingramcontent.com/pod-product-compliance
Ingram Content Group UK Ltd.
Pitfield, Milton Keynes, MK11 3LW, UK
UKHW020436230726
13925UKWH00004B/1736

9 782014 037593